1.50

Dr Louis POUCHET

Élève à l'École du Service de Santé Militaire.

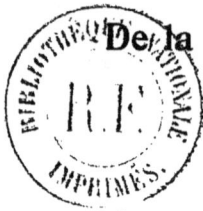

De la Cure radicale

de

la Hernie inguinale

par

le Procédé d'Estor (de Montpellier)

LYON. — IMP. A. REY

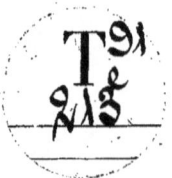

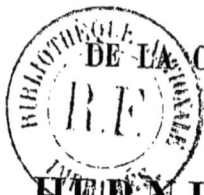

DE LA CURE RADICALE

DE

LA HERNIE INGUINALE

PAR

Le procédé d'Estor (de Montpellier)

DE LA CURE RADICALE

DE

LA HERNIE INGUINALE

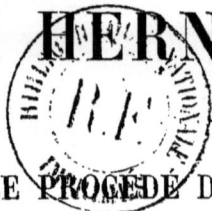

PAR

LE PROCÉDÉ D'ESTOR (DE MONTPELLIER)

PAR

Le Dr Louis POUCHET

Élève à l'École du Service de Santé Militaire.

LYON

A. REY & Cie, IMPRIMEURS-ÉDITEURS DE L'UNIVERSITÉ

4, RUE GENTIL, 4

1904

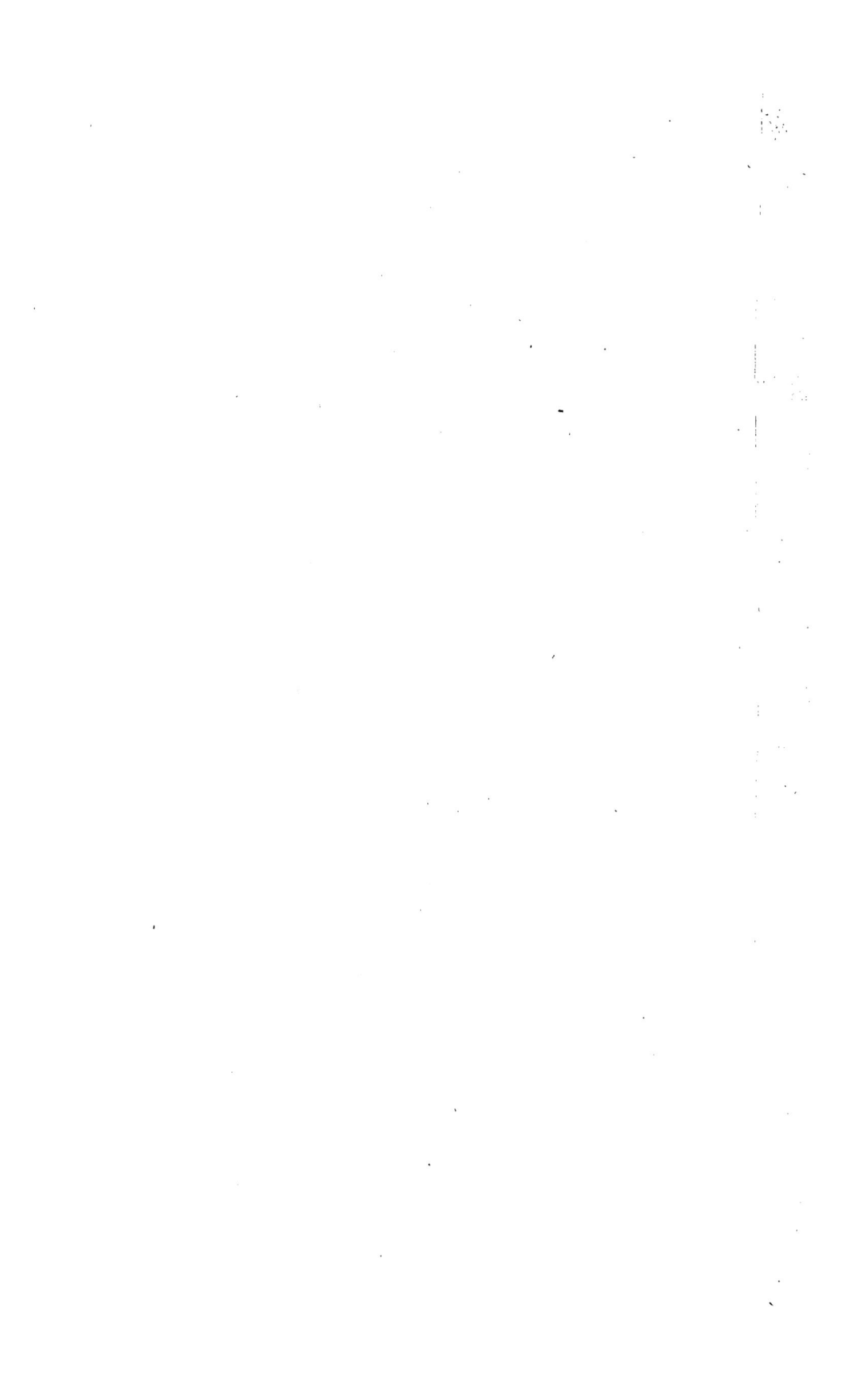

A LA DOULOUREUSE MÉMOIRE DE MON ONCLE

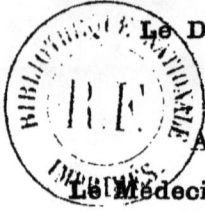

Le Docteur **BERTRIN**

A MON PÈRE

Le Médecin-Principal **POUCHET**

Officier de la Légion d'honneur.

A MA MÈRE

> *Nous leur dédions ce modeste travail*
> *comme un faible témoignage de*
> *notre tendre affection et de notre*
> *profonde reconnaissance.*

A MON GRAND-PÈRE

Le Docteur **BERTRIN**

A MA GRAND'MÈRE

> *Le souvenir de la tendresse qu'ils*
> *nous ont toujours témoignée nous*
> *les fait réunir ici dans la même*
> *pensée de reconnaissance émue.*

A MES FRÈRES GEORGES ET RAOUL

A MES PARENTS

A MES AMIS

A M. LE DOCTEUR ESTOR

Professeur à la Faculté de Médecine de Montpellier.

Qui a bien voulu prêter à ce travail
l'autorité de son nom.

A M. LE MÉDECIN—MAJOR DE 1re CLASSE ESTOR

Chevalier de la Légion d'honneur.

L'amitié, dont il nous a honoré, nous
est chère entre toutes, et nous gar-
derons un souvenir inoubliable des
heures d'intimité vécues avec lui.

A M. LE PROFESSEUR TESTUT

Professeur d'Anatomie à la Faculté de Médecine de Lyon,
Officier de la Légion d'honneur.

Qui a bien voulu nous accueillir
dans son laboratoire et ne nous a
jamais ménagé ni sa bienveillance
ni ses conseils.

A mon Président de Thèse

M. LE PROFESSEUR MAURICE POLLOSSON

Professeur de Médecine opératoire,
Chirurgien-major de l'Hôtel-Dieu.

INTRODUCTION

Dans la *Semaine médicale* du 4 mars 1903, M. le professeur Estor présentait au public médical un nouveau procédé de cure radicale de hernie, lui ayant donné depuis déjà deux ans les meilleurs résultats. Ce procédé, d'une technique entièrement originale, et applicable à la hernie inguinale, quel que soit l'âge du sujet, dans ses hernies acquises aussi bien que dans celles dites congénitales, réalise l'occlusion partielle du canal inguinal et la réduction de ses dimensions à celles du cordon spermatique.

Aucune étude d'ensemble de ce procédé n'ayant été faite, M. le professeur Estor a bien voulu nous faire l'honneur de nous confier ce travail. Nous le remercions ici de cette marque de confiance et l'assurons de toute notre reconnaissance.

Pour nous permettre de mener à bien cette étude, notre père, M. le Médecin principal Pouchet a usé de ce procédé, depuis dix-huit mois, dans la cure de beaucoup de hernieux de son service, à l'hôpital militaire de Tours. Opérant des militaires, c'est-à-dire des sujets adultes, menant une vie où les fatigues et les exercices violents ont une large part, ces observations semblent une pierre de touche de la valeur d'un procédé. Chez un enfant, en effet, on peut soutenir qu'avec les moyens les plus simples la guérison radicale est facilement obtenue. Les professions sédentaires des opérés procurent aussi un succès facile aux chirurgiens, le manque d'efforts journaliers favorisant peu la récidive. Les opérés de l'hôpital militaire de Tours sont des sujets dont la hernie n'aurait pu guérir par le port de bandages ou par des moyens chirurgicaux simples : ils ont été exposés après l'opération à des efforts violents, des marches prolongées chez les fantassins, l'exercice violent du cheval chez les cavaliers qui sont la majorité dans nos observations. Nous avons eu l'occasion de les suivre et de les examiner fréquemment, alors qu'ils avaient déjà repris leur service. Ces examens répétés nous ont permis d'apprécier que les fils d'argent, à demeure dans la paroi abdominale, ne causaient à ces hommes aucune gêne dans leurs exercices journaliers, et nous n'avons pas eu à enregistrer une seule récidive. Nous pensons que ces vingt observations apportent un tribut particulièrement important à la valeur de cette méthode de cure radicale.

Nous diviserons ce travail en six chapitres :

Dans le premier, nous ferons une rapide revue générale des divers procédés de cure des hernies inguinales.

Le chapitre II est la description du manuel opératoire de M. le professeur Estor.

Dans le chapitre III, nous envisagerons les objections qu'on a faites ou qu'on peut faire et nous y répondrons.

Le chapitre IV nous permettra de mettre en évidence les avantages de ce procédé.

Les observations et leur critique formeront le chapitre V.

Enfin, dans le chapitre VI, nous examinerons quelles pourraient être, avec ce procédé, les causes de récidive avec la cure radicale.

Avant de commencer ce travail, nous tenons à remercier M. le professeur Cannieu, de la Faculté de Bordeaux, et M. le professeur Doyon, de la Faculté de Lyon, qui ont mis à notre disposition les ressources de leur laboratoire.

Enfin, nous sommes heureux de témoigner toute notre reconnaissance à M. le médecin-major Bichelonne, qui a été notre collaborateur dans les recherches anatomiques de ce travail et ne nous a pas ménagé ses conseils.

DE LA CURE RADICALE

DE

LA HERNIE INGUINALE

PAR

Le procédé d'Estor (de Montpellier)

CHAPITRE PREMIER

REVUE GÉNÉRALE

Les procédés employés pour faire la cure radicale des hernies sont en nombre considérable. Beaucoup n'ont pas dépassé l'ère de la chirurgie antiseptique.

Les uns ont cherché l'obturation du canal inguinal à l'aide d'un bouchon organique. Le travail inflammatoire, qui en est le résultat ajoute son action propre. Ce bouchon organique est avec Jameson un lambeau autoplasique.

L'invagination de la peau scrotale a été utilisée dans de nombreux procédés :

Dans celui de Gudy et ses dérivés, l'invagination du scrotum est maintenue à l'aide de points de suture. Wutzer et ses imitateurs la maintiennent à l'aide d'un instrument laissé en place dans l'axe du doigt de gant qui résulte de l'invagination scrotale. Enfin, par le procédé de Sotteau et ceux qui en dérivent, elle est maintenue à l'aide d'instruments qui, transfixant transversalement le tégument externe et la portion de peau invaginée, traversent en même temps les bords de l'orifice inguinal externe et tendent à les rapprocher.

D'autres ajoutent la suture des orifices à l'oblitération par un bouchon organique. Ces procédés ont essentiellement pour but de fermer le trajet herniaire en combinant à l'obturation par invagination le rétrécissement par suture des piliers. Ils ont, en outre, comme trait carastéristique d'être toujours des opérations sous-cutanées, ce qui laisse deviner que les diverses manœuvres pour réaliser la cure sont délicates et difficiles. Ce sont les procédés de Wood et ceux d'Agnew, Chisholm, Van Best, George Whyte, Field, Thompson, etc., qui en dérivent.

Il est enfin un certain nombre de procédés, qui cherchent à provoquer dans le trajet herniaire un travail inflammatoire adhésif ou cicatriciel, en s'adressant plus particulièrement soit ou sac, soit au tissu cellulaire qui l'entoure, soit aux orifices fibreux.

Nous ne ferons que mentionner les injections iodées intrasacculaires de Velpeau, l'acupuncture avec Bonnet, Malgaigne et Mayor ; l'introduction d'un corps étranger résorbable dans le collet du sac avec Belmas.

Deux seulement méritent de nous arrêter, les injections périherniaires, de Luton (de Reims), et les injections sclérogènes de Lannelongue.

Elles ont pour but de suppléer au travail naturel de rétraction, qui, après la naissance, resserre les anneaux par où s'échappent ordinairement les hernies. L'irritation doit être modérée, non suppurative et telle qu'elle imprime son action à tous les éléments périherniaires dont il faut ranimer la vitalité. Luton injectait une solution saturée de sel marin, Lannelongue du chlorure de zinc. Faites autour du sac, préalablement vidé de son contenu et comprimé, elles ont, en tous cas, la qualité d'être presque inoffensives. Il reste cependant le danger de faire l'injection dans l'intérieur du sac et de donner la menace d'une péritonite ; de plus, l'inflammation et la suppuration n'ont été que trop souvent, d'après Jaboulay, le résultat de ces pratiques.

Toutefois, elles peuvent paraître indiquées, surtout chez les jeunes sujets, pour favoriser et hâter le processus de fermeture et de cicatrisation dans le canal vagino-péritonéal. Et même chez l'adulte elles ont donné, entre les mains de Nimier [1], des résultats satisfaisants, particulièrement pour la cure du bubonocèle. Sur 12 cas, ce chirurgien note 9 succès immédiats et 3 insuccès seulement.

Toutes ces méthodes sont aujourd'hui peu employées; elles ne s'appliquent d'ailleurs qu'aux hernies réductibles et non à celles qui sont irréductibles ou étranglées ; elles sont infidèles en cela qu'on ne dirige pas un processus de sclérose d'une manière aussi sûre que lorsqu'on exécute une suture. Quant à la méthode sous-cutanée, son principal défaut est d'être aveugle et, par cela même, dangereuse, et de nécessiter un outillage spécial et une technique compliquée, que souvent les seuls inventeurs ont été les seuls à bien pratiquer.

Actuellement, les chirurgiens admettent que, pour

---

[1] Nimier, *Semaine médicale*, 1897.

qu'une opération soit vraiment radicale, il faut qu'elle remplisse les deux conditions suivantes :

a) L'extirpation complète du sac avec la destruction de l'infundibulum péritonéal.

b) La reconstitution de la paroi aussi solide que possible.

Les procédés qui répondent à ces deux desiderata sont fort nombreux et l'analyse en serait fort longue. La plupart, le procédé de Bassini en particulier, comportent l'incision préalable de l'aponévrose du grand oblique, qui ouvre largement le canal inguinal. Quelques-uns, et c'est une caractéristique du procédé que nous étudions, n'incisent pas cette aponévrose. En incisant l'aponévrose du grand oblique, on affaiblit une paroi déjà faible par elle-même ; quoique suturée par adossement de surface, on n'obtient jamais une résistance aussi forte qu'avant l'incision. La coalescence des deux surfaces est souvent imparfaite, de par la nature même du tissu fibreux qui constitue la paroi à ce niveau, surtout lorsqu'on opère sur un sujet adulte.

Enfin, s'il est de toute nécessité de disséquer le sac très haut, jusqu'à l'orifice profond, ce résultat paraît pouvoir être obtenu sans l'incision préalable de l'aponévrose du grand oblique. Le tissu cellulaire sous-péritonéal permet au péritoine de glisser sous l'influence de la traction exercée sur le sac, et son élasticité parfaite le fait remonter à son niveau normal dès que la traction a cessé. Il n'est donc pas étonnant que le péritoine, situé au niveau de l'orifice profond, puisse être attiré à travers le trajet inguinal de la longueur de ce trajet, qui n'est que de 3 centimètres environ, arri-

ver à l'orifice superficiel où le chirurgien pourra poser
sa ligature et revenir à son point de départ de par
l'élasticité du tissu cellulaire sous-péritonéal.

La preuve de la réalité de ce glissement est donnée
par ce fait qu'on peut toujours voir apparaître à l'orifice superficiel les premiers pelotons de graisse sous-
péritonéale, ce qui démontre bien qu'on a attiré le
péritoine situé au delà de l'orifice profond.

Dans ces conditions, le moignon du sac remonté dans
la cavité abdominale doit être situé aussi haut que si
l'on avait lié ce sac à la faveur d'une ouverture de la
paroi abdominale antérieure.

CHAPITRE II

PROCÉDÉ
DE CURE RADICALE DU PROFESSEUR ESTOR

Le procédé de cure radicale que nous allons décrire repose donc sur ces deux données ci-dessus énoncées :

a) Que le sac, par traction, peut être attiré par l'effet du glissement du péritoine pariétal sur les plans sous-jacents, d'une longueur suffisante pour que la ligature du collet soit placée aussi haut qu'avec l'incision préalable du grand oblique et la mise à découvert du trajet inguinal tout entier.

b) Que cette incision de l'aponévrose du grand oblique est nuisible et affaiblit toujours la paroi ordinairement déjà faible.

Le sac est donc disséqué aussi haut que possible et réséqué sans l'incison préalable de l'aponévrose du grand oblique. Cela fait, au moyen de fils métalliques qui pénètrent dans les piliers inguinaux d'avant en arrière, s'entre-croisent dans le canal et traversent ensuite la paroi de l'abdomen d'arrière en avant, de façon à sortir bien au-dessus et en dehors de l'orifice inguinal externe, on abaisse une portion de la paroi abdominale, comprenant toute l'épaisseur de cette paroi et on la fixe à la place même du trajet inguinal, de manière à fermer ce dernier par une solide trappe musculo-aponévrotique glissant de haut en bas. Cette trappe s'arrête à quelques millimètres au-dessus du pubis de façon à ne laisser au-dessus de cet os que la place strictement nécessaire pour le passage du cordon.

Le manuel opératoire de cette intervention comprend six temps.

Premier temps : On trace une incision parallèle à la direction du trajet inguinal commençant par une ligne transversale qui passe sur les épines iliaques antérieures et supérieures, à un travers de doigt en dedans de l'épine, et se prolongeant jusqu'aux bourses ; cette incision ne doit pas intéresser la peau scrotale, mais être suffisante pour mettre à découvert l'orifice inguinal externe ; on ouvre alors le sac que l'on dissèque et que l'on excise aussi haut que possible sans incision préalable de l'aponévrose du grand oblique.

Deuxième temps: Il faut bien disséquer cette aponévrose sur une étendue de 2 centimètres environ tout autour de l'orifice inguinal, puis enlever soigneusement la graisse et préparer cet orifice et son voisinage, comme si on voulait montrer la disposition des fibres aponévrotiques, isoler le cordon, le confier à un aide qui le tend sans violence et l'appliquer sur le pubis, repérer enfin avec des pinces à forcipressure les piliers inguinaux.

Le troisième temps est le plus important, il consiste à placer les deux fils métalliques. Dans ce but, il faut se munir d'une aiguille d'Emmet à périnéorraphie et de deux fils d'argent ; depuis quelques temps pourtant,

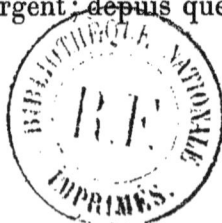

Monsieur Estor emploie des fils métalliques en bronze d'aluminium, qui ont l'avantage de supporter mieux que les fils d'argent l'opération du flambage dont nous allons parler. Quoi qu'il en soit, ces fils auront une longueur de 3o centimètres environ et pénètreront facilement dans le chas de l'aiguille. Déjà désinfectés avec les instruments, ils seront en outre flambés au moment de les mettre en place ; pour, cela un aide les saisira à chaque extrémité avec une pince à forcipressure et les passera lentement dans la flamme d'une lampe à alcool. Comme ce sont les seuls fils de suture profonde, au cas où la plaie serait infectée, on aurait beaucoup de chance de n'avoir pas de suppuration compromettant la solidité de la cicatrice. Actuellement la suture profonde au fil d'argent a de nombreux partisans : « M. Bassini et la plupart des chirurgiens italiens, écrit D. Laffitte, condamnent catégoriquement le catgut si gros qu'il soit[1] ». Pour eux, le fil résorbable ne saurait suffire, par sa présence temporaire, à assurer la solidité de la paroi postérieure. La grosse soie (n° 3) est recommandée par eux. M. le professeur Duranti (de Rome) et M. le professeur Paoli (de Péronne) se servent même exclusivement du fil d'argent pour la paroi profonde. Cette pratique nous semble parfaitement acceptable, aujourd'hui qu'une asepsie rigoureuse nous garantit la tolérance parfaite des tissus vis-à-vis des corps étrangers.

Pour exécuter avec plus de facilité le troisième

[1] Laffitte, *Sur un temps spécial de la cure radicale de la hernie par le procédé de Bassini.* (Thèse de Paris, 1901, p. 20.)

temps, le chirurgien peut se placer entre les jambes
du malade, ce dernier ne reposant sur la table d'opération que par la tête, le dos et les fesses, et les mem-
bres inférieurs étant soutenus dans la position hori-
zontale par des aides ou des porte-jambes.

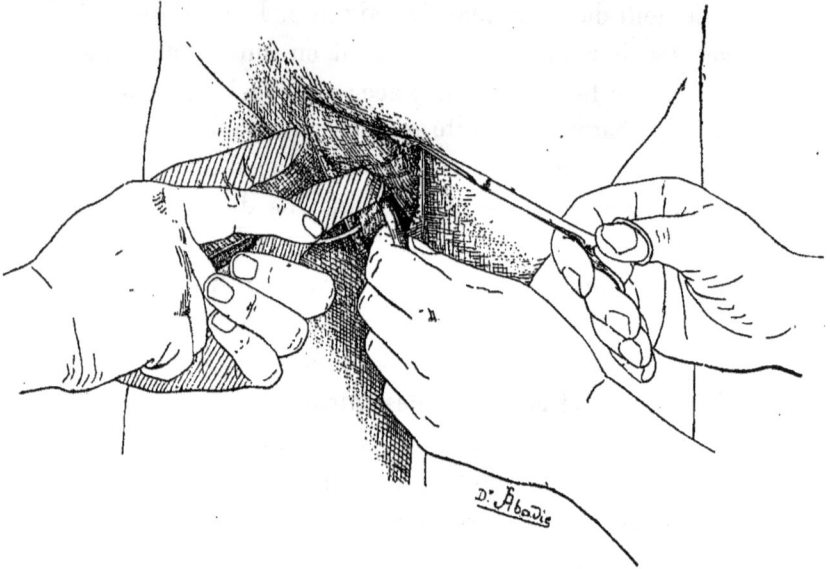

FIG. 1. — L'aiguille suit la face palmaire de l'index gauche de l'opéra-
teur, introduit dans le canal inguinal et chargeant toute l'épaisseur
de la paroi abdominale, péritoine excepté; l'aide tend le cordon, de
la main gauche, et l'applique contre le pubis.

On enfonce l'aiguille d'Emmet dans le pilier inguinal externe à 1 centimètre environ du bord libre de
ce pilier et à 6 ou 7 millimètres au-dessus du pubis.
Le point d'entrée de l'aiguille sera situé plus ou moins
haut au-dessus du pubis, suivant que le cordon présen-
tera une épaisseur plus ou moins grande ; en effet,
l'espace compris entre le bord supérieur du pubis et le
point d'entrée de l'aiguille sera, l'opération une fois

terminée, le seul espace libre permettant le passage
du cordon. Après que l'aiguille a traversé le pilier
externe, on incline vers l'ombilic sa pointe (qui ap-
paraît dans l'orifice inguinal externe), de façon à ne

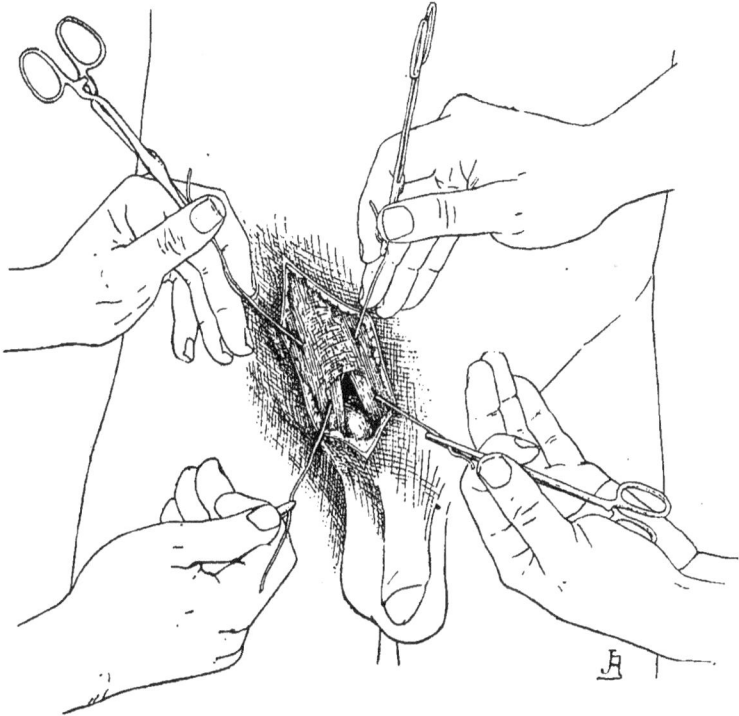

Fig. 2. — Les deux fils d'argent sont en place, leurs extrémités repérées
avec des pinces à forcipressure.

pas être gêné dans la manœuvre suivante : on introduit l'index de la main gauche dans le trajet inguinal
et on le dirige en haut, en dedans et vers la profon-
deur, de manière à charger sur le doigt — qui
déprime le *fascia transversalis*, le plisse et cherche à

s'engager dans le tissu cellulaire sous-péritonéal —
toute l'épaisseur de la paroi abdominale, le péritoine
excepté. Puis on conduit l'aiguille sur la face palmaire du doigt (fig. 1) et on lui fait traverser la paroi
de l'abdomen d'arrière en avant, de manière à ce que
la pointe apparaisse à 1 centimètre et demi au-dessus
et en dedans de l'orifice inguinal externe. Il ne reste
plus qu'à passer le fil dans le chas de l'aiguille et à le
mettre en place en retirant cette dernière. On repère
chaque extrémité du fil par une pince à forcipressure.

Pour placer le second fil, on exécute une manœuvre
à peu près semblable. L'aiguille pénètre à 1 centimètre du bord libre du pubis. Elle doit traverser non seulement le pilier, mais aussi, au-dessous de lui, un
plan musculaire qui lui est parallèle et qui est formé
par les muscles pyramidal et droit. Ce plan n'est pas
nettement visible si l'on ne va pas à sa recherche au-
dessous du pilier avec une pince à forcipressure. Une
fois saisi, on l'attire vers l'orifice inguinal de dedans
en dehors, de manière à le présenter à la pointe de
l'instrument. L'aiguille, guidée par l'index, pénètre
ensuite dans le trajet et ressort à 1 centimètre et demi
au-dessus et en dehors de l'orifice inguinal externe
après avoir traversé toute l'épaisseur de la paroi abdominale d'arrière en avant. On repère aussi les extrémités du fil avec deux pinces (fig. 2).

Si l'on trouve plus facile de faire pénétrer d'abord
l'aiguille d'avant en arrière dans le point supérieur,
situé, comme il a été dit, au-dessus et en dehors de
l'orifice inguinal, et de lui faire ensuite traverser les
piliers d'arrière en avant, il n'y a à cela aucun incon-

vénient, à la condition expresse cependant que l'aiguille soit toujours conduite sur l'index gauche préalablement introduit dans le canal et soulevant la paroi.
Ce troisième temps sera peut-être plus commodément
exécuté en engageant l'un des fils de bas en haut, et
l'autre de haut en bas.

L'aiguille d'Emmet, en traversant les tissns, ne saurait produire aucune hémorragie. La seule artère qui

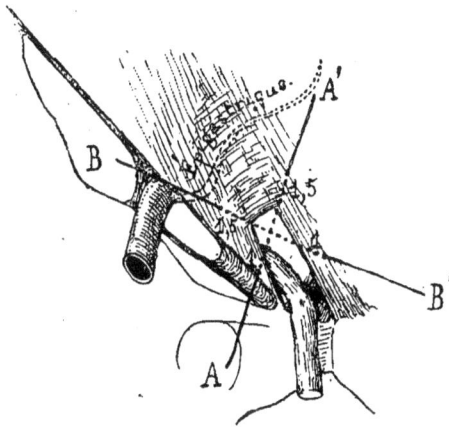

Fig. 3. — Position respective de l'artère épigastrique et des deux fils
d'argent (AA', BB').

pourrait être intéressée est l'artère épigastrique ; or,
les deux fils sont placés dans une zone située au-dessous
et en dedans de cette dernière (fig. 3). Ils ne s'en rap-
procheraient que si l'orifice inguinal externe était largement dilaté. En effet, les fils, émergeant en haut en
deux points situés à 1 cm. 50 au-dessus de cet orifice, remontent d'autant plus haut que cet orifice est
plus grand. Mais si l'on arrivait trop près de l'artère,
ce qui nous paraît devoir être tout à fait exceptionnel,

le doigt préalablement introduit dans le canal et déprimant le *fascia transversalis* percevrait des battements et permettrait de l'éviter.

Le *quatrième temps* consiste à serrer assez vigoureusement chaque fil et à en fixer les chefs par des tours de spire pendant qu'un aide applique exactement le cordon sur le pubis, puis à couper les bouts de chaque fil immédiatement en avant des tours de spire, et à en retourner vers les parties profondes les extrémités sectionnées, de façon qu'elles n'aient pas de tendance à pointer vers la peau.

L'aponévrose du grand oblique et les tissus sous-jacents s'abaissent sans qu'il soit nécessaire de déployer une grande force et supportent sans se déchirer la traction et la constriction exercée par les fils. Au cours de nos opérations sur le vivant, nous n'avons jamais constaté de déchirure aponévrotique. Il n'en est pas de même sur le cadavre ; les tissus ayant, dans ce cas, perdu leur souplesse, nous avons vu quelquefois une déchirure se produire au point d'émergence supéro-externe de l'un des fils.

Par le *cinquième temps*, on remplit trois indications :

1° On répare les déchirures aponévrotiques, au cas tout à fait exceptionnel où la traction des fils métalliques aurait déterminé ce petit accident ;

2° On enfouit les extrémités de ces fils dans un repli aponévrotique ;

3° On renforce l'aponévrose du grand oblique en la plissant sur elle-même.

Pour atteindre ce but, au niveau de l'extrémité

supérieure de la plaie, tout près de la peau, mais en
dedans de cette dernière et sans l'intéresser, on enfonce
l'aiguille de Reverdin, dirigée perpendiculairement au

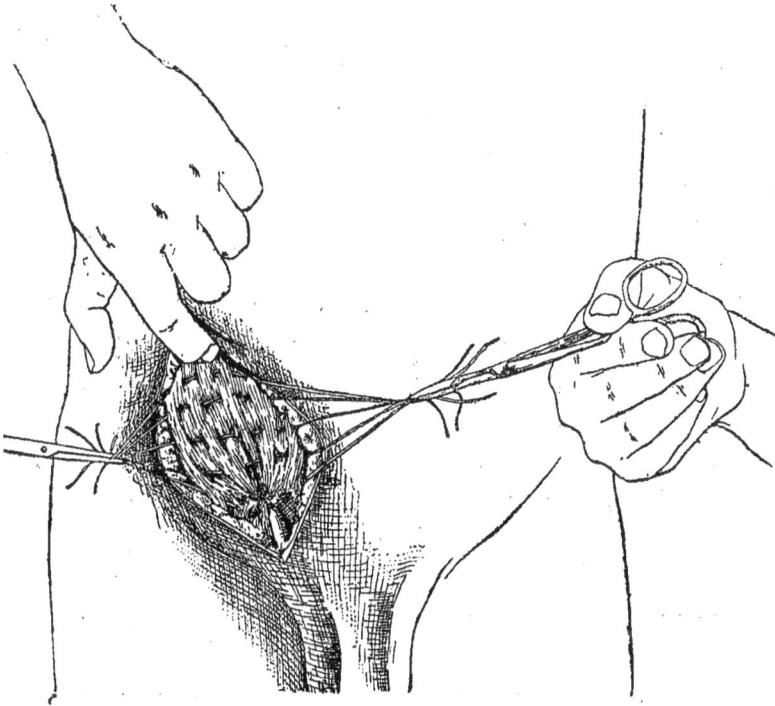

Fig. 4. — L'aponévrose du grand oblique est plissée au moyen de cinq
fils passés parallèlement dans son épaisseur, tantôt au-dessus, tantôt
au-dessous d'elle, à 1 centimètre environ l'un de l'autre.

grand axe de la plaie. On la fait pénétrer dans le tissu
cellulaire et dans l'aponévrose du grand oblique; puis,
lorsqu'elle aura parcouru 1 centimètre, on la fait res-
sortir pour l'enfoncer 1 centimètre plus loin dans cette
même aponévrose ; on la fait émerger et pénétrer de
nouveau jusqu'à ce qu'elle apparaisse sur l'autre bord

de la plaie. En retirant l'aiguille, on place ensuite un fil qui passera tantôt au-dessus, tantôt au-dessous de l'aponévrose. On met successivement plusieurs fils distants l'un de l'autre de 1 centimètre environ, jusqu'à que l'on soit arrivé à l'extrémité inférieure de la plaie (fig. 4). En serrant ces fils, on répare les brèches aponévrotiques, on renforce l'aponévrose en la plissant et on enfouit les fils métalliques.

On peut employer, pour cette suture, soit du catgut, soit du crin de Florence. Si l'on se sert du crin, il faut avoir soin de couper les fils exactement au ras du nœud ; sinon les bouts, piquant la peau par sa face postérieure, pourraient causer ultérieurement une certaine gêne.

Dans le sixième temps, enfin, on effectuera la suture de la peau au crin de Florence,

La description de ce procédé montre qu'il ne ressemble à aucune autre technique. La ressemblance qu'il paraît avoir avec le procédé de Felizet n'est qu'apparente. Dans l'opération de Felizet, la suture mécanique ne comprend que les piliers avec le tissu lamineux pré-aponévrotique et le tissu cellulaire du trajet inguinal. Les fils dirigés perpendiculairement à la direction des piliers ne saisissent que les piliers et n'intéressent en rien le petit oblique, le transverse et le fascia transversalis. Il en est, on le verra, tout autrement du procédé Estor.

La comparaison avec d'autres procédés, le Bassini en particulier, montre qu'il en diffère profondément, et par son but et par ses moyens. Bassini restaure la disposition normale du trajet inguinal que lui avait fait perdre le passage de la hernie ; il rétrécit l'anneau inguinal interne, reconstitue la paroi postérieure et la paroi antérieure, laissant au cordon une situation analogue à celle qu'il occupe normalement,

La caractéristique du procédé du professeur Estor

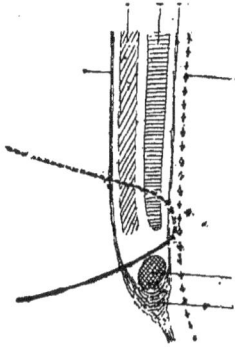

FIG. 5. — Schéma indiquant la constitution de la trappe musculo-aponévrotique.

A, aponévrose du grand oblique; B, petit oblique; C, transverse; D, *fascia transversalis;* E, péritoine; F, cordon spermatique; G, arcade de Fallope. — Le trait noir marque le trajet des fils d'argent.

est de comprendre, dans la suture métallique tous les plans de la paroi, sauf le péritoine, de les abaisser et de les fixer à la place même du trajet inguinal qui se trouve ainsi, en grande partie, comblé par une trappe musculo-aponévrotique épaisse et solide, constituée par toute l'épaisseur de la paroi abdominale.

CHAPITRE III

Première objection.

Inconvénients des fils métalliques.

La suture de plans profonds avec des fils métalliques. laissés à demeure; rencontre beaucoup de détracteurs. Ces chirurgiens, sans donner de raisons bien scienti- fiques, déclarent seulement qu'ils n'aiment pas laisser au milieu des tissus ces fils qui jouent le rôle de corps étranger.

L'emploi des fils métalliques est pourtant d'une inno- cuité reconnue et leur emploi n'a prêté à aucune criti- tique dans beaucoup d'autres applications. Qu'il s'agisse d'une suture osseuse à effectuer pour une pseudarthrose, une résection, une fracture compliquée, personne ne songe à en interdire l'emploi. La suture et le cerclage de la rotule mettent largement les fils métalliques à contribution, et pourtant leur situation immédiate- ment au-dessous des téguments ne présente pas au point de vue de leur tolérance les mêmes garanties, que lors- que ces mêmes fils sont enfoncés au milieu des masses musculaires de l'abdomen. Quels sont donc leurs incon-

vénients réels et indiscutables, toute préférence person-
nelle étant écartée ?

Bull et Coley [1], au même titre du reste que la soie et
le crin de Florence, considèrent les fils d'argent comme
ayant de nombreux inconvénients : « Longtemps, en
effet, après l'intervention, disent-ils (trois ans et plus),
on peut voir survenir des complications, du fait d'une
suture profonde, alors que la plaie opératoire avait
guéri par première intention. Ces suppurations tardives du trajet d'un point de suture seraient, d'après
les chirurgiens new-yorkais, beaucoup plus fréquentes
qu'on ne l'admet d'ordinaire. »

Sans nier les observations de Bull et Coley, on
peut se demander si ces suppurations tardives ne tien-
draient pas à des fautes d'antisepsie au cours de l'opération ou à la stérilisation imparfaite de ces fils. Il est
évident qu'un fil d'argent septique entraînera de la
suppuration, la coalescence imparfaite des tissus et
finalement s'éliminera. La question ne se pose pas
ainsi. Dans la plupart des services de chirurgie, où on
est certain de l'aseptie parfaite des instruments et
objets de pansements, il ne reste alors comme aléas
que les mains des opérateurs, ce qui peut toujours être
évité, et les fils de suture. Or, des discussions faites à
ce sujet, il ressort que l'infection par les fils résorbables, principalement par le catgut, se produit dans des
proportions si inquiétantes, que beaucoup de chirurgiens en ont condamné radicalement l'emploi ou, en
tous cas, l'ont beaucoup limité. Et pourtant, ces catguts,

---

[1] Bull et Coley, *Semaine médicale*, 1903, Page 163.

plongés pendant des années dans des solutions antiseptiques, semblaient présenter toutes garanties, garanties
souvent illusoires. Le fil d'argent, lui, stérilisé avec
les instruments, passé largement à la flamme immédiatement avant son enfouissement dans les tissus,
présente des garanties autrement sérieuses d'asepsie,
dont personne ne peut douter. Dans ces cas, peut-il
occasionner une suppuration et s'éliminer à plus ou
moins longue échéance? L'admettre serait vouloir le
mettre hors la loi de pathologie générale qui veut que
tout corps aseptique s'enkyste dans les tissus et y soit
toléré indéfiniment.

Dans les cas de suture osseuse pour une fracture exposée à foyer infecté, on comprend la possibilité d'une élimination à longue échéance après la guérison apparente
de la lésion. Dans l'ostomyélite prolongée, le microbe
peut perdre momentanément de sa virulence et permettre la guérison. Puis, sous l'influence d'une cause banale,
d'un traumatisme ou d'un *locus minoris resistantiœ*
quelconque, il peut récupérer cette virulence, deve-
nue latente, et amener la suppuration suivie de l'élimination des fils. On ne peut scientifiquement l'admettre
dans le cas d'une opération de hernie, exécutée dans
des conditions d'asepsie irréprochables. Les auteurs,
du reste, se contentent de donner des moyennes, et
l'on sait que si, théoriquement, on est sûr de son asepsie, pratiquement il n'en est pas ainsi. On ne peut que
tendre à limiter, jusqu'à les rendre négligeables, des
accidents qui se produisent nécessairement sur une
longue série d'opérations, et les cas où les fils d'argent
ont amené la suppuration n'ont que la signification

d'un fait, évitable en principe, rare et négligeable pratiquement.

On peut concevoir théoriquement un cas où une suture à fil métallique puisse arriver à suppurer à longue échéance, après une opération pratiquée dans un foyer non septique. Le fil métallique joue dans ce cas le rôle d'un agent irritant pouvant localiser une affection. Au cours d'une infection générale, grippe, pneumonie, etc., le microbe charrié par le sang, peut se localiser à leur niveau qui devient ainsi un lieu de moindre résistance. La clinique, en effet, montre la grande fréquence des localisations viscérales causées par une irritation permanente au niveau de ces organes. Un testicule ectopié est, par le fait, plus souvent atteint que son congénère par une infection gonococcienne ou même néoplasique, s'il n'est pas prématuré de regarder le cancer comme une infection. Enfin les injections caustiques dans les abcès de fixation de Fochier, qui arrivent si sûrement à localiser une infection qui était généralisée, sont une preuve évidente de l'importance d'une irritation locale dans la genèse de la suppuration.

C'est à ce titre, donc, qu'on pourrait concevoir et expliquer ces suppurations à longue échéance au niveau des fils et leur propre élimination. La clinique montre pourtant que cela ne se voit pas, et la littérature médicale est muette sur ce point. La raison en est que, plongé au milieu des masses musculaires de l'abdomen, le fil métallique n'est pas un corps irritant, lorsqu'il a été placé dans de bonnes conditions. Sans doute il pourrait l'être s'il était dans une région exposée aux frottements ou aux froissements de toute nature, si ces extrémités non retournées sur elles-mêmes piquaient et trausmatisaient sans cesse les tissus environnants. Dans une opération de cure radicale de hernie, et dans le procédé que nous étudions en particulier, un fil d'argent convenablement placé ne peut pas jouer le role d'agent irritant. Cela explique qu'il n'a encore jamais été signalé dans la littérature médicale qu'au cours d'une infection générale les fils restés à demeure dans les tissus se soient éliminés à longue échéance après avoir localisé l'infection à leur niveau.

Les critiques des objections formulées contre les fils métalliques nous amènent donc à les considérer comme capables de réaliser les meilleures conditions de l'asepsie ; si les tendons des kanguroos et des rennes, récemment introduits dans la pratique chirurgicale sont un réel progrès sur les catguts ordinaires, les fils d'argent semblent les égaler dans tous leurs avantages et il est permis de conclure avec Phelps[1], qui les a employés plus que quiconque : « Le fil d'argent doit être préféré au catgut, au tendon de kanguroo et autres fils semblables ; l'emploi de la soie doit également être rejeté à cause des dangers d'infection qu'il crée, tandis que celui-ci trempé dans l'alcool après avoir été chauffé à blanc, est parfaitement stérilisé et ne fait courir aucun risque d'infection. »

[1] *Semaine médicale*, 1900, p. 188.

Deuxième Objection.

Dissection incomplète du sac et persistance d'un infundi-
bulum péritonéal servant d'amorce à une hernie ulté-
rieure.

Une des objections les plus sérieuses, si elle était
reconnue exacte, qu'on pouvait formuler contre la technique du professeur Estor est que, n'oùvrant pas la paroi
antérieure du canal, il laissait persister après la résection du sac, un infundibulum péritonéal ; celui-ci serait
alors une cause sérieuse de récidive.

L'observation première semble d'abord le mettre à
l'abri de cette critique ; sous l'influence des tractions
exercées sur le sac, le péritoine se laisse fortement
abaisser, à tel point qu'on voit apparaître à l'orifice
superficiel la graisse sous-péritonéale, qui se trouve
toujours au delà de l'orifice profond. Cette descente
est elle aussi momentanée ; car, lorsqu'on a sectionné
le sac et que la traction cesse, le moignon sacculaire
remonte brusquement dans la cavité abdominale ; le
doigt du chirurgien introduit dans le canal peut alors
constater qu'il est situé bien exactement au niveau de
l'orifice profond et que sa tension est telle qu'il ne peut
exister d'infundibulum à ce niveau.

Pour donner à cette impression, née au cours de
l'opération, plus de force, nous avons cherché à faire
quelques expérimentations ; M. le professeur Cannieu,
ayant bien voulu mettre à notre disposition un cadavre
porteur d'une hernie, nous avons essayé d'étudier sur

le cadavre le glissement du péritoine pariétal. Mais là nous nous sommes heurté à la difficulté suivante : chez le cadavre, les tissus, et plus particulièrement le tissu cellulaire, ont perdu la grande élasticité qu'ils possèdent sur le vivant, et tout glissement est impossible ; il est fort difficile de faire descendre le collet du sac à travers le trajet inguinal, et ce résultat en parti obtenu, le moignon sacculaire ne remonte plus dans la cavité abdominale. Le sujet dont nous disposions était assez ancien, il est vrai, et injecté au formol ; sur des sujets morts récemment, l'élasticité des tissus persiste davantage ; mais nous nous trouvions néanmoins trop loin des conditions réelles de l'opération sur le vivant pour pouvoir tirer une conclusion de ces recherches.

Nous avions, primitivement, l'intention de rechercher des cadavres porteurs de hernies, d'en opérer une par le procédé de Bassini, l'autre par celui du professeur Estor, et, la paroi abdominale incisée transversalement et rabattue, de comparer les deux infundibula péritonéaux. Les raisons ci-dessus énoncées n'ont pas permis d'établir de point de comparaison ; le procédé de Bassini, en effet, trouve dans le cadavre les mêmes conditions qus lorsqu'il s'applique sur le vivant. Le procédé de M. Estor, au contraire, voit lui faire défaut la condition essentielle : l'élasticité parfaite des tissus sur le cadavre ; après des tiraillements sur le sac, on arrive à le faire descendre légèrement ; mais au moment où on le sectionne et lorsqu'on l'abandonne à lui même, il ne remonte pas, et il est ainsi créé un infundibulum aussi accusé que l'était la descente obtenue. Nous croyons que, dans là réalité, les conditions ne sont plus

les mêmes et que, par son ascension brusque, le moignon sacculaire détruit complètement l'infundibulum
péritonéal.

Pour ces recherches, nous avons alors expérimenté sur
des animaux, M. le professeur Doyon ayant bien voulu
mettre à notre disposition un chien de son laboratoire.

I. Nous avons fait dans la région hypogastrique
gauche une incision de 3 centimètres, incisant successivement la peau et le tissu cellulaire, l'oblique externe,
l'oblique interne, la transverse, la fascia transversalis
et le péritoine. Le péritoine est décollé tout autour de
l'incision, affronté et lié, de façon à avoir un solide
point de traction et l'aspect d'un moignon sacculaire.
Puis des tractions sont faites, aidées de décollements
avec les doigts. Nous avons pu alors constater :

a) Que le péritoine, qui, sur le cadavre, est assez
fragile et se laisse facilement déchirer, présente, chez
l'être vivant, une résistance très grande.

b) Que les tractions l'ont fait facilement glisser de
5 centimètres sur les plans de la paroi abdominale et
que, cette traction cessant, il est revenu reprendre sa
place avec une tension presque égale à celle qu'il avait
avant par le fait de son élasticité.

II. — Nous avons fait dans la région hypogastrique
droite la même incision — incision de la paroi et du
péritoine. — Comme précédemment, nous avons
affronté la membrane péritonéale, lié et tiré en nous
aidant des doigts pour décoller ce péritoine. Nous
avons attiré de la même façon, pour avoir un véritable
sac de 5 centimètres et avons continué cette traction pendant cinq minutes. La traction cessant au bout

de ce temps, le moignon remonte comme dans la pré-
cédente expérience. Si alors nous portons une ligature
plus haut, et réséquons le sac artificiellement formé,
nous voyons le moignon remonter brusquement, et
notre doigt avoir la sensation d'une tension forte, écar-
tant la possibilité d'un infundibulum à ce niveau.

Le chien étant alors sacrifié, et sa cavité abdominale
découverte par une incision transversale, il nous a été
facile de constater que, dans le premier cas (côté gauche, péritoine non réséqué), le péritoine avait sa tension
normale et pas d'infundibulum, et dans le second (côté
droit, péritoine réséqué), non seulement il ne présentait pas d'infundibulum, mais sa tension était telle
qu'il faisait sallie en dedans, comme une membrane
trop tendue.

Les expériences que nous venons d'exposer, prati-
quées sur le chien, se rapprochent assez de la réalité
opératoire, pour qu'on puisse en tirer des conclusions.
Et l'on peut soutenir que, sous l'influence des tractions
exercées sur le collet du sac, le péritoine pariétal se
laisse abaisser, ce qui permet l'ablation totale du sac ;
que cette descente est momentanée et que le moignon
du sac remonte jusque dans la cavité abdominale, dé-
truisant ainsi tout infundibulum pouvant servir d'a-
morce à une hernie ultérieure. L'intégrité volontaire-
ment conservée de l'aponévrose du grand oblique n'est
donc pas une cause d'infériorité par ce procédé, vis-à-
vis de ceux qui mettent à découvert le trajet inguinal.

Troisième Objection.

*Persistance d'un infundibulum musculaire. Au dire de
certains chirurgiens, la suture n'intéresserait que l'aponévrose du grand oblique.*

La réponse à cette objection est faite par la démons-
tration anatomique : si les fils traversent tous les plans

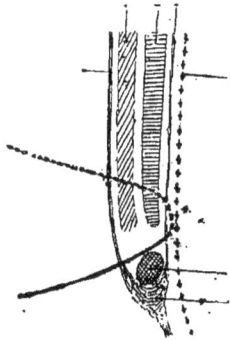

Fig. 6. — Schéma indiquant la constitution de la trappe musculo-
aponévrotique.

A, aponévrose du grand oblique; B, petit oblique; C, transverse; D, *fascia
transversalis;* E, péritoine; F, cordon spermatique; G, arcade de
Fallope. — Le trait noir marque le trajet des fils d'argent.

de la paroi et pas seulement l'aponévrose du grand
oblique, la trappe musculo-aponévrotique ainsi formée
ne peut laisser persister aucun infundibulum musculaire, pouvant servir d'amorce à une nouvelle
hernie.

Après avoir exécuté sur le cadavre l'opération de
M. Estor, en suivant exactement la technique indiquée,
on incise transversalement l'abdomen, au niveau de

l'ombilic, on dissèque les muscles de la paroi et on les rabat de haut en bas. On aperçoit alors les fils traversant le *fascia transversalis*, le transverse, le petit oblique et l'aponévrose du grand oblique (v. fig. 6). De plus, au niveau du pilier interne, on observe que le fil a non seulement pénétré dans le pilier, mais qu'il a aussi intéressé la masse musculaire sous-jacente, formée par le pyramidal et le grand droit.

M. Gilis, professeur d'anatomie à la Faculté de Montpellier, et M. Imbert, professeur de clinique chirurgicale à Marseille, ont disséqué eux-mêmes la paroi abdominale d'un cadavre sur lequel M. Estor avait exécuté son opération, et ont reconnu qu'effectivement les fils métalliques comprennent bien tous les plans de la paroi, à l'exception du péritoine ; ce qui détruit l'hypothèse de la persistance après l'exécution de ce procédé d'un infundibulum musculaire quelconque.

CHAPITRE IV

AVANTAGES DU PROCÉDÉ

La technique du professeur Estor présente d'autre part de sérieux avantages sur les procédés journellement pratiqués.

Si l'emploi du fil d'argent a pu être envisagé dans un précédent chapitre au point de vue de ses inconvénients (et il semble qu'aucun n'ait pu être affirmé d'une manière absolue), il présente aussi des avantages nombreux. Comme cela est exposé dans la thèse de Stanislas, dans la cure radicale de hernie, on se trouve surtout en présence de tissu fibreux, dont la coalescence est longue et difficile. Pour amener la formation d'un tissu cicatriciel suffisamment puissant, capable de résister au choc intestinal dans l'effort, il faudra que les tissus fibreux soient maintenus longtemps en présence. A ce point de vue, le fil d'argent présente une supériorité évidente sur tous les fils résorbables, quels que soient le progrès obtenu depuis quelque temps par l'introduction de tendons de renne. Selon M. Peyrot, « la cicatrisation obtenue, un appareil contentif sera maintenu au-devant de l'orifice herniaire et

[1] Stanislas, thèse de Bordeaux, 1903.

le malade restera couché pendant longtemps ; au bout de trois à six mois seulement, il lui sera permis de se livrer à ses occupations habituelles, une large plaque, peu convexe, sera soigneusement maintenue devant la paroi affaiblie ». Avec le fil d'argent, c'est à quelques semaines qu'est limité le repos au lit et la reprise du travail.

Le fil d'argent a aussi des qualités qui tiennent aux propriétés même de ce métal, qui est un agent antiseptique d'une certaine valeur. Behring l'a mis en évidence en 1892 ; Vincent, dans un travail publié en 1895, constate que si l'on dépose sur de l'argent, soit des cultures de bacille typhique, de bacille de Löffler, de vibrion cholérique, de streptocoque, de bacille pyocyanique, etc., soit du pus, soit de la salive, ces produits sont stérilisés en quelques heures, à la température de 36 degrés ; le cuivre, le bronze, l'or surtout sont beaucoup moins actifs. Crédé et Beyer, en 1896, se sont assuré que l'argent métallique déposé à la surface d'une plaie en suppuration se dissout progressivement et que cette dissolution se fait sous forme de lactate d'argent doué de propriétés antiseptiques. Enfin, Follet[1] s'exprime ainsi : « En 1896 voulant faire un certain nombre de cultures sur pommes de terre, je me servis de fils d'argent pour isoler le milieu de culture des parois du reste de verre et je fus surpris de voir qu'aucune des cultures faites dans ces conditions ne donnait de résultats.

[1] *Bulletin et mémoires de la Société Médicale des hôpitaux de Paris,* déc. 1902.

D'autre part, ayant remarqué que les plans suturés avec du fil d'argent se cicatrisaient plus rapidement que les autres, je fus amené à penser que l'asepsie des fils n'était pas la seule cause de cette cicatrisation plus rapide, mais que la présence de l'argent y jouait un rôle en empêchant le développement des espèces microbiennes. Je commençai alors à saupoudrer les plaies de mauvaise nature avec de la poudre d'argent et j'obtins des résultats très encourageants. Sur ces entrefaites, je trouvai la confirmation de nos remarques dans l'ouvrage de Strauss sur la tuberculose. Strauss dit, en effet, que les cultures de tuberculose ne se développent pas dans les vases d'argent. »

Sans exagérer ce rôle antiseptique des fils d'argent, il est bon de mettre en évidence cette qualité qui a d'autant plus de prix que les fils organiques arrivent, par contre, difficilement à une parfaite asepsie.

Le manuel opératoire lui-même du procédé de M. Estor est des plus simples et demande une instrumentation peu compliquée. Il est rapidement exécuté dans un temps sensiblement moindre que pour le procédé de Bassini. Il ne peut non plus être rangé parmi les procédés dits aveugles. Si l'on introduit l'aiguille d'Emmet dans le canal inguinal, il est à remarquer que la courbure de l'aiguille dirige sa pointe vers les plans superficiels et ne menace pas les plans profonds, comme il sera dit, dans quelques instants, à propos du procédé de Bassini. L'aiguille est conduite sur l'index qui, introduit dans le trajet inguinal jusqu'à l'orifice profond, protège les viscères abdominaux et celle-ci se contente, comme il a été dit, de charger tous les plans de la paroi abdominale sauf le péritoine. Une seule artère, en cours d'opération, aurait la possibilité d'être atteinte : l'artère épigastrique. Dans la description du procédé, il est démontré combien la blessure de ce vaisseau est rare, et comment, en cas de trajet un peu anormal, il est facile de s'en rendre compte et d'éviter cet accident. (Voir fig. 3.)

Les dangers de lésions d'organes importants sont, au contraire, particulièrement menaçants dans l'exécution du procédé de Bassini. Et cela explique que beaucoup de chirurgiens, qui en ont fait le procédé de leur choix, s'abstiennent souvent de l'exécuter fidèlement, quand l'état de la paroi ne l'exige pas impérieusement. Les fils dans le Bassini unissent le tendon conjoint, et même en bas, le bord du muscle grand droit à la lèvre postérieure de l'arcade de Fallope (bandelette ilio-pubienne).

Nous avons étudié, dans le laboratoire d'anatomie du professeur Cannien, les rapports qui existaient entre la ligne de suture et les vaisseaux iliaques externes. L'opération de Bassini a été exécutée sur un cadavre ; puis, des épingles ont été implantées dans la paroi, avec la même inclinaison qu'a l'aiguille lorsqu'elle charge la bandelette ilio-pubienne. La paroi a été rabattue et nous avons pu alors constater que les vaisseaux iliaques externes étaient enveloppés comme d'une couronne par les épingles. Des deux vaisseaux, c'est la veine qui est de beaucoup la plus exposée, et, dans l'expérience présente, elle a été atteinte par une des épingles.

C'est, du reste, ce qui se produit dans la pratique chirurgicale et c'est toujours la veine qui a été atteinte

et blessée. Nous avons eu personnellement connais-
sance d'un cas de mort par lésion de la veine iliaque
externe, au cours d'une opération de Bassini, lésion qui
a été constatée à l'autopsie. L'observation n'en a pas
été publiée.

Si l'on remarque que la lésion de la veine iliaque
externe est suivie généralement de mort, on voit que
les dangers du procédé de Bassini ne sont pas illusoires, méritent d'attirer l'attention du chirurgien au cours
de la réfection de la paroi postérieure et font courir au
malade des risques sérieux pour une intervention qui ne
doit normalement pas en comporter. En tous cas, il
est utile de comparer aux dangers du Bassini, l'inno-
cuité absolue du procédé de M. Estor, où l'artère épigastrique est seule exposée, et seulement d'ailleurs
dans le cas d'un trajet un peu anormal.

CHAPITRE V

OBSERVATIONS

Les observations que nous publions nous ont été données, le premier groupe, par M. le professeur Estor, et sont relatives à des malades opérés à la fois dans son service d'enfants et dans sa clientèle. Les opérés sont au nombre de 29 ; 7 d'entre eux étaient porteurs de hernies doubles : c'est donc sur 36 opérations que porte la statistique.

Le second groupe comprend 20 observations ; elles nous ont été données par le médecin principal Pouchet et ont été recueillies dans son service de l'hôpital militaire de Tours. Sur ces 20 opérés, 2 étaient porteurs d'une hernie double : l'un a été opéré d'un côté par l'Estor, de l'autre par le Bassini, l'autre des deux côtés par le procédé d'Estor. Ce dernier procédé a donc été appliqué, dans ce second groupe, à 21 hernies.

Nous publions ces observations sous forme de tableaux, afin de mettre mieux en évidence les résultats immédiats et éloignés, et permettre de la sorte une statistique plus facile,

RÉSULTATS DONNÉS PAR LE PROCÉDÉ DE CURE RADICALE DU PROFESSEUR ESTOR

(Observations de M. ESTOR)

Octobre 1901   Janvier 1904

NOM	AGE	SEXE	DOMICILE	RENSEIGNEMENTS SUR LA HERNIE	CURE RADICALE DATE DE L'OPÉRATION	GUÉRISON OPÉRATOIRE	MORT	RÉCIDIVE	RÉSULTAT ÉLOIGNÉ
1. JARRÈS (Henri).	»	M	Montpellier faubourg Figuerolles, 19.	Hernie inguinale double. La gauche descend dans le scrotum. La droite est funiculaire. Toutes les deux sont réductibles.	Le 7 octobre 1901, on opère la hernie gauche ; le 6 novembre 1902, on opère la hernie droite. De ce côté, suppuration et élimination des fils métalliques.	Guérison.	»	»	Revu le 12 juillet 1904. Résultats excellents à droite et à gauche. La cicatrice est très solide des deux côtés.
2. PIBAROT (Georges).	6 ans	M	Montpellier 25, rue du Cousseau	Hernie inguinale gauche funiculaire.	Cure radicale, le 8 octobre 1901.	Guérison.	»	»	Bon résultat le 26 septembre 1904.
3. BOISSERON (Arthur).	4 ans 1/2	M	Conqueyrac (Gard)	Hernie inguinale droite funiculaire. Orifice inguinal très large.	Cure radicale, 1er novembre 1901.	Guérison.	»	»	Cicatrice solide 20 septembre 1904.
4. VALLAT (Joseph).	5 ans	M	Gallargues (Gard)	Très volumineuse hernie inguinale droite. Elle est si volumineuse que le pénis a disparu. Le contenu de cette hernie était constitué par le cœcum, l'appendice et des anses grêles. Pointe de hernie à gauche.	16 déc. 1902, on opère la hernie droite. La hernie ayant récidivé, seconde opération le 26 avril 1902. Le 20 mai 1902, on opère la hern. gauche.	Guérison.	»	»	Bon résultat à droite et à gauche. 28 septembre 1904.
5. DURAND (Marius).	3 ans 1/2	M	Montpellier route de Palavas, maison Durand	Volumineuse hernie inguinale droite.	Cure radicale, 3 janvier 1902. Scarlatine grave 10 jours après l'opération. Infection de la plaie au pavillon d. contagieux.	Guérison.	»	»	Revu le 27 septembre 1904. Résultat excellent. Cicatrice très solide.
6. TOBREGUETSAL (Marthe).	3 ans	F	Montpellier rue Isidore-Girard	Hernie inguinale droite. — Début à l'âge de 3 mois — Bandage pendant un an. Volume d'une grosse noix.	Cure radicale, 30 janvier 1902.	Guérison.	»	»	Revue le 12 juillet 1904. Résultat excellent.
7. MAURY (Marius).	11 ans 1/2	M	Montpellier rue Saint-Louis, 25.	Hernie inguinale droite. — Scrotale, réductible, volumineuse.	Cure radicale 18 mars 1902.	Guérison.	»	»	Résultat excellent, paroi très solide.
8. CHABAL (Roger).	16 mois	M	Lasalle (Gard)	Hernie inguinale gauche, très volumineuse, descendant jusqu'au genou.	Cure radicale le 11 avril 1902	Guérison.	»	»	Guérison complète. Résultat très bon. Lettre du 23 juillet 1904.
9. CHAPIOL (Achille).	8 ans	M	Montpellier route de Palavas, villa Suzanne	Hernie inguinale funiculaire à droite et à gauche.	Cure radicale le 18 avril 1902.	Guérison.	»	»	Résultat excellent à droite et à gauche. — Revu le 16 juillet 1904.
10. PONS (Achille).	7 ans	M	Frontignan	Hernie inguinale funiculaire gauche.	Cure radicale 10 mai 1902.	Guérison.	»	»	Bon résultat, 21 septembre 1904.
11. RAYLAT (Georges).	12 ans	M	Saint-Cyprien pr. Perpignan	Double hernie inguinale. Anneaux inguinaux très larges.	Double cure radicale, le 30 mai 1902.	Guérison.	»	»	Cicatrice solide des deux côtés : 27 septembre 1904.
12. ESCHIVE (Antoinette).	14 ans	F	Montpellier rue des Sœurs Noires	Hernie inguinale gauche.	Cure radicale le 20 juin 1902.	Guérison.	»	»	Résultat très bon. Malade absolument satisfaite. N'a plus rien senti depuis l'opération.
13. PARAN (Émile).	6 ans	M	Montpellier 5, quai Laurent	Hernie inguino-scrotale dr. Orifice inguinal externe très large.	Cure radicale le 14 octobre 1902.	Guérison.	»	»	Résultat parfait. Cicatrice très solide.
14. CARRIÉRI (Frédéric).	1 an 1/2	M	Montpellier	Hernie inguinale droite scrotale très volumineuse. Malgré une broncho-pneumonie très grave, la plaie s'est réunie par première intention.	Cure radicale le 5 novembre 1902.	Guérison.	»	»	Mort huit mois après l'opération, dont le résultat était excellent, de broncho-pneumonie, suite de coqueluche

NOM	AGE	SEXE	DOMICILE	RENSEIGNEMENTS SUR LA HERNIE	CURE RADICALE DATE DE L'OPÉRATION	GUÉRISON OPÉRATOIRE	MORT	RÉCIDIVE	RÉSULTAT ÉLOIGNÉ
15. BARTHE (Léa).	5 ans	F	Campagne Bencker, ch. de Palavas	Double hernie inguinale.	Double cure radicale le 25 novembre 1902.	Guérison.	»	»	Résultat très bon, 20 septembre 1904.
16. MIQUEL (Henri).	20 mois	M	Clermont (Hérault)	Hernie inguino-scrotale droite très volumineuse, contenant le cæcum et l'appendice.	Cure radicale le 8 décembre 1902.	»	»	»	Bon résultat 29 septembre 1904.
17. REISSENT (Antoine).	13 mois	M	9, rue des Ecoles Montpellier	Hernie inguino-scrotale droite. On s'est décidé à opérer malgré le jeune âge de l'enfant, parce que à deux reprises il a eu des menaces d'étranglement.	Cure radicale le 19 janvier 1903.	Guérison.	»	»	Bon résultat le 6 juin 1904. Mort de méningite en juillet 1904.
18. LAPORTE (Louis).	7 ans 1/2	M	46, rue Luvaret Montpellier	Hernie inguinale gauche.	Cure radicale 13 janvier 1903.	Guérison.	»	»	Bon résultat. 27 septembre 1904.
19. ALBAGNAC (François).	33 ans	M	Moreval (Hérault)	Porteur d'une hernie inguinale droite depuis six ans. Actuellement la hernie a le volume d'un poing; à plusieurs reprises, cette hernie avait été très difficilement réduite.	Cure radicale 7 janvier 1903. Suppuration très abondante.	Guérison.	»	Récidive. La hernie est facilement contenue et n'est plus douloureuse.	
20. BERTRAND (Maurice).	8 ans	M	Montpellier ch. de Maurin mais. Jeanjean	Hernie inguinale droite depuis l'âge de deux ans. L'enfant n'a jamais porté de bandage.	Cure radicale le 19 mars 1903. Suppuration.	Guérison.	»	»	Mauvaise paroi abdominale. Pas de récidive mais la paroi n'est pas très solide. A gauche, côté non opéré, l'anneau inguinal est très large ; je considère le malade comme en voie de récidive.
21. MONSANAT (Charles).	2 ans	M	Tressan, par Le Pouget (Hérault)	Volumineuse hernie inguinale gauche descendant jusqu'à mi-cuisse. Réductible. Anneau inguinal très large.	Cure radicale le 6 juillet 1903.	Guérison.	»	»	Cicatrice solide. Septembre 1904.
22. LAUZE (Antoine).	6 ans	M	Quillan(Aude)	Hernie inguino-scrotale gauche. Le contenu était exclusivement composé par de l'épiploon (rareté chez l'enfant).	Cure radicale le 11 novembre 1903.	Guérison.	»	»	Cicatrice très solide ; nouvelles par son médecin le 16 juillet 1904.
23. DOUMERGUE (Charles).	7 ans	M	Quillan(Aude)	Hernie inguinale gauche. Anneau inguinal très large.	Cure radicale le 11 novembre 1903.	Guérison.	»	»	Voici ce qu'écrit le médecin le 13 juillet 1904 : Enfant D. en très bon état Côté non opéré un peu faible ; côté opéré paraît très résistant. L'enfant court sans aucune souffrance.
24. LAUZE (Augustin).	9 ans	M	Quillan(Aude)	Hernie inguinale droite avec ectopie testiculaire.	Cure radicale le 13 novembre 1904.	Guérison.	»	»	Bon résultat : Nouvelles le 16 juillet 1904.
25. LE PERCHEC (Jacques).	3a ans	M	Perros-Guirec Côtes-du-Nord	Hernie inguinale droite réductible.	Cure radicale le 6 octobre 1903.	Guérison.	»	»	Cicatrice solide. Nouvelles le 16 juillet 1904.
26. CAZALET (Albert).	23 ans	M	Ganges	Hernie inguino-scrotale droite, de la grosseur d'une mandarine. — Réductible.	Cure radicale le 8 octobre 1903.	Guérison.	»	»	Résultat satisfaisant, 10 août 1904.
27. CAZAL (Joseph).	28 ans	M	Montpellier rue Huguenot, 33	Double hernie inguinale, très volumineuse.	Double cure radicale le 13 octobre 1903.	Guérison. Au mom. de sa sortie, légère suppuration à gauche.	»	»	Résultat très bon à droite. Bon résultat à gauche. Revu le 26 septembre 1904.
28. GOURMONDIN (Henri)	3 ans	M	Cette, r. Jeu-de-Mail. Bourse du Travail	Double hernie inguinale. A gauche, la hernie est volumineuse et l'orifice inguinal très large.	Double cure radicale le 3 décembre 1903.	Guérison.	»	»	Très bon résultat. Revu le 28 septembre 1904.
29.	21		Etudiant à Montpellier	Hernie inguinale droite.	Cure radicale le 16 avril 1904.	Guérison.	»	»	Résultat excellent. Cicatrice très solide. Revu le 10 juillet

RÉSULTATS DONNÉS PAR LE PROCÉDÉ DE CURE RADICALE DU PROFESSEUR ESTOR

Dans le Service du Médecin-Principal POUCHET

(Hopital Militaire de Tours)

NOM	AGE	SEXE	DOMICILE	RENSEIGNEMENTS SUR LA HERNIE	CURE RADICALE DATE DE L'OPÉRATION	GUÉRISON OPÉRATOIRE	MORT	RÉCIDIVE	RÉSULTAT ÉLOIGNÉ
1. THEILLIER (Claude). 5e cuirassiers	24	»	Anjouin St-Christophe (Indre)	Hernie inguinale, congénitale, péritonéo-vaginale. Sac très adhérent. Reconstitution d'une vaginale isolée.	3 juin 1903.	Réunion première.	»	»	Excellent au dire du malade lui-même.
2. LABRANCHE (Eugène). 8e cuirassiers	23	»	Bizay, Le Châtelet (Cher)	Hernie inguinale, acquise, scrotale. Sans complications.	18 juin 1903.	Réunion première.	»	»	Excellent au dire du malade lui-même
3. JOLY (Henri). 8e cuirassiers	23	»	Ile Marouil-s.-Lay (Vendée)	Hernie inguinale, congénitale, péritonéo-vaginale. Violentes coliques dans le jeune âge. Bandage insupportable.	9 juillet 1903.	Réunion première.	»	»	Bon. Se plaint, en mai 1904, de quelques douleurs dans les travaux de force.
4. DEPARIS (Georges). 32e infanterie	23	»	St-Avertin Tours (I.-et-Loire)	Hernie inguinale, acquise, scrotale, douloureuse. Bandage maintient la hernie réduite.	20 juillet 1903.	Réunion première.	»	»	Bonne cicatrice. Pas de récidive. A repris sa place dans le rang. Accuse quelques tiraillements du côté opéré.
5. LANGLAIS (Alexandre). 5e cuirassiers	22	»	Chateaubriant (Loire-Infér.)	Hernie inguinale double, volumineuse des deux côtés, facilement réductible. Procédé d'Estor à droite. Cure radicale ordinaire à gauche, dans la même séance.	2 septembre 1903.	Réunion première.	»	»	Guérison parfaite des deux côtés, indolore à droite et à gauche. Renseignements fournis par le malade.
6. COURCAULT (Mathurin). 8e cuirassiers	22	»	La Poitevinière, Beaufriau (M.-et-Loire)	Hernie inguinale, acquise, Bubonocèle indolore.	4 septembre 1903.	Réunion première.	»	»	Très bon résultat; le malade déclare qu'il a pu reprendre les travaux les plus pénibles des champs.
7. POUJET (Constant). 5e cuirassiers	22	»	Chemilli dudit (M.-et-Loire)	Hernie inguinale, bubonocèle, acquise. Irradiations douloureuses. L'aponévrose est débridée pour la recherche, puis suturée métalliquement avant l'emploi du procédé Estor.	27 novembre 1903.	Réunion première.	»	»	Bons résultats. Paroi très solide. Se plaint parfois de quelques tiraillements sans persistance ni douleur proprement dite.
8. RIDEAU (Adolphe). 8e cuirassiers	22	»	Jubigné Vihiers (M.-et-Loire)	Hernie inguinale, acquise, Scrotale indolore.	23 décembre 1903.	Réunion première.	»	»	Bons résultats. A repris son service.
9. BOURGEOIS (Eugène). 66e infanterie	»	»	Angers, faub. Saint-Michel (M.-et-Loire)	Hernie inguinale, acquise, scrotale, douloureuse. Ne peut supporter un bandage.	8 janvier 1904.	Réunion première. Tardivement suppuration localisée pour l'élimination d'un fil de soie.	»	»	Très bons résultats. A repris son service.
10. PROVOST (Adolphe). 8e cuirassiers	»	»	Rouillé, Lusignan, Vienne	Hernie inguinale double, scrotale, congénitale, douloureuse. Opération en deux temps.	19 février 1904.	Réunion première.	»	»	Bon résultats. A repris son service.
11. CRÉCHET (François).	»	»	Chenay, St-Gautier (Indre)	Hernie inguinale, congénitale, bubonocèle, indolore,	23 janvier 1904.	Réunion première.	»	»	Très bons résultats. A repris son service. Après les marches militaires, présente parfois un peu d'œdème

NOM	AGE	SEXE	DOMICILE	RENSEIGNEMENTS SUR LA HERNIE	CURE RADICALE DATE DE L'OPÉRATION	GUÉRISON OPÉRATOIRE	MORT	RÉCIDIVE	RÉSULTAT ÉLOIGNÉ
12. AUBRY (Arthur). 8e cuirassiers	»	»	Breloux Saint-Maixent (Deux-Sèvres)	Hernie inguinale, acquise, bubonocèle, douloureuse.	9 février 1904.	Réunion première.		»	Très bons résultats. A repris son service. Se plaint parfois des secousses du caisson qui le véhicule. Pas plus du reste que son voisin opéré par les procédés habituels.
13. THILLIER (Jules). 32e infanterie	»	»	Château-renault, dudit (I.-et-Loire)	Hernie inguinale récente, bubonocèle, véritable effondrement de la paroi.	13 février 1904.	Réunion première.	»	»	Très bons résultats. A repris son service.
14. CLÉON (Jean). 8e cuirassiers	»	»	Verrie, Mortagne (Vendée)	Hernie inguinale scrotale acquise ; indolore.	23 février 1905.	Réunion première.	»	»	Pas de renseignements à son sujet.
15. CROLLET (Louis). 8e cuirassiers	»	»	Ingrandes, St-Georges-s.-L. (M.-et-Loire)	Hernie inguinale scrotale acquise — indolore.	23 février 1904.	Réunion première.	»	»	Très bons résultats. A repris son service. Quelques légères variations du cordon.
16. RENARD (Jules). 5e cuirassiers	22	»	Noyant, Meôu dudit(Maine-et-Loire)	Hernie inguinale scrotale acquise — indolore.	27 février 1904.	Réunion première.	»	»	Très bons résultats. Employé comme ordonnance. Se plaint de quelques douleurs passagères.
17. BÉLINE (Jean). 5e cuirassiers	»	»	Combrée Pouanec (M.-et-Loire)	Hernie inguinale bubonocèle acquise. Tiraillement douloureux. Epiplocèle. Résection de l'épiploon.	8 mars 1904.	Réunion première.	»	»	Très bons résultats. A repris son service.
18. MAILLET (Pierre). 66e infanterie	22		Magné, Niort (Deux-Sèvres)	Hernie inguinale scrotale acquise. Indolore.	12 mars 1904.	Réunion première.	»	»	Très bons résultats. A repris son service.
19. BILZIC (Jules). 32e infanterie	22		Laugendre Hennebont (Morbihan)	Hernie inguinale scrotale acquise, indolore.	19 mars 1904.	Réunion première.	»	»	Bons résultats. A repris son service.
20. BESNARD (Victorien). 8e cuirassiers			Plumbec, St-Jean-de-Buvelain (Morbihan)	Hernie inguinale scrotale acquise, indolore.	12 avril 1904.	Réunion première.	»	»	Pas de renseignements.

La lecture de ces observations nous fait voir :

1) Que la suppuration est très rare, quatre fois seulement pour le premier groupe d'observations, pas une seule fois, dans le second. Une seule fois, dans l'observation I, cette suppuration a été suivie de l'élimination des fils ; elle a dû venir sans doute des plans superficiels au cours des premiers pansements puisque, malgré cela, la consolidation de la paroi n'a en rien été compromise et les résultats sont excellents à tous égards. Dans l'observation XXVII, le malade a eu une légère suppuration suivie de l'élimination des fils, mais le résultat éloigné est bon. Enfin, dans les observations XIX et XXI, la suppuration a compromis le résultat et amené la récidive. Ce sont les deux seuls cas d'infection et d'insuccès sur les 49 observations.

2) Que pas un malade n'a récidivé en dehors des deux cas de suppuration que nous venons de citer. Pourtant beaucoup de ces derniers étaient doués d'une mauvaise paroi avec laquelle la plupart des chirurgiens s'attendent à des récidives avec tous les procédés habituels. Dans l'observation IV, 1er groupe de nos observations, une récidive, mais une seconde intervention amena la guérison définitive. Dans l'observation XVI 1er groupe, la hernie était très volumineuse et la paroi très mauvaise ; l'opération amène néanmoins la guérison.

Dans l'observation XII (2e groupe), enfin, nous voyons que la paroi était particulièrement mauvaise, mais le résultat éloigné est très bon.

Dans les observations XI et XV (2e groupe), nous notons pour la première un œdème du fourreau de la verge après les marches militaires et, pour la seconde, quelques légères varices du cordon. C'est un incident sans importance et qui indique une compression un peu forte du cordon.

Enfin, deux malades seulement (opérés de l'hôpital militaire de Tours) se plaignent, l'un (obs. III), de quelques douleurs dans les travaux de force, et l'autre (obs. IV), de quelques tiraillements. Si l'on remarque que ce sont deux opérés militaires et que souvent le soldat, pour un motif facile à comprendre, cherche à exagérer ses sensations, leurs plaintes perdent un peu de leur valeur. Ces inconvénients sont, du reste, très légers et n'ont pas empêché ces hommes de remplir toutes les obligations de leur service.

Nous nous sommes particulièrement intéressé aux opérés de l'hôpital militaire de Tours qui, par les exigences de leur métier, étaient qualifiés pour se plaindre d'une gêne causée par les fils métalliques. Tous nous ont dit ne pas s'apercevoir de leur opération dans les divers exercices violents qu'ils ont été appelés à pratiquer, et beaucoup interrogés après leur libération et la reprise de leur ancien métier, nous ont écrit pour nous affirmer le résultat excellent de leur opération à tous égards. Ces affirmations semblent capables de lever les scrupules des chirurgiens, qui craindraient, par l'abandon définitif de fils d'argent dans la paroi abdominale, d'apporter une gêne future à l'opéré.

On observe immédiatement après l'opération un accident immédiat, totalement dénué de gravité : c'est le gonflement testiculaire. C'est un accident dû à la stase veineuse, qui est un signe que le trajet inguinal a été bien fermé ; il est passager et cesse en peu de temps. Le testicule, dans la suite, se comporte normalement et il ne nous a pas été donné d'observer son inflammation ou son atrophie.

Ce qui frappe surtout chez les hernieux opérés par le procédé de M. Estor, c'est la grande résistance de la paroi. La cicatrice, qui n'intéresse que la peau, est mobile et non déprimée. Si l'on se rappelle qu'au lieu d'avoir affaibli cette paroi par une incision de l'aponévrose du grand oblique, on a, dans un des temps terminaux de l'opération, froncé cette aponévrose pour lui donner plus de consistance, on s'explique cette résistance de la paroi à la pression du doigt et à l'impulsion de la toux plus marquée qu'avec les autres procédés.

CHAPITRE VI

DES CAUSES DE RÉCIDIVE APRÈS LA CURE
RADICALE

Nous pensons qu'il est intéressant d'étudier dans ce dernier chapitre quelles peuvent être les causes de la récidive de la hernie après la cure radicale d'après le procédé de M. Estor. Le sac a été excisé et il n'en persiste pas de reliquat ; la paroi a été renforcée au niveau du trajet inguinal par la masse musculaire du petit oblique et du transverse ; l'aponévrose du grand oblique, plissée et froncée, est augmentée d'épaisseur et de résistance. Du côté du sac et de la paroi il semble donc que nous jouissions de toutes les garanties dési-rables.

Nous ne voyons alors que deux causes assez puis-santes pour pouvoir entraîner une récidive.

La première est la mauvaise qualité des tissus du sujet. Il est des hernieux qui, sans être âgés, ont tous les apanages de la sénilité au point de vue de leurs tissus. Les muscles sont atrophiés et infiltrés de graisse (sujets au ventre en besace), capables de céder indéfi-niment sous l'influence des efforts, et, au cours de l'opé-

ration, leurs tissus se déchirent sous les tractions des
fils.

La présence de plusieurs hernies sur le même sujet,
d'anneaux larges et dilatés, sont une raison de plus
pour réserver le pronostic opératoire de ces malades.
Ce sont des hernieux que beaucoup de chirurgiens ne
veulent pas opérer et qui constituent les récidives de
toutes les statistiques, par tous les procédés. Nous
sommes autorisé à croire que le procédé de M. Estor,
par la résistance qu'il donne à la paroi, est plus que
tout autre qualifié pour les guérir. Nos observations le
confirment. Néanmoins, nous devons, avec ces hernieux, faire toujours un pronostic sévère et reconnaître
que cet état de leurs tissus est une cause de récidive au
premier chef.

La seconde cause est la suppuration causée par les
fils profonds infectés. Ces fils s'éliminent avant que les
tissus, qu'ils embrassaient dans leurs anses, soient défi-
nitivement fixés et soudés entre eux et la hernie se
reproduit. Dans le procédé ici étudié, les fils métalliques présentent une garantie particulièrement sérieuse. La désinfection des fils résorbables, catgut,
tendons de kanguroo ou de renne, est souvent imparfaite, et, en tous cas, a déjà causé nombre de suppurations. Les fils métalliques, flambés immédiatement avant
leur emploi, leur sont incontestablement supérieurs au
point de vue de leur asepsie. Le procédé de M. Estor,
par la diminution des chances d'infection due à l'usage
de fils métalliques, supprime ainsi une des causes les
plus puissantes de la récidive.

Nous terminerons cette étude par la reproduction des

paroles du professeur Estor, lorsque, pour la première
fois, il a présenté son procédé dans une leçon clinique.

« Vous objecterez, dit-il, qu'il était inutile de pro-
poser un mode d'intervention nouveau, alors que les
procédés de cure radicale ne manquent pas et que quelques-uns, parmi lesquels il faut citer ceux de M. Lucas-
Championnière, de M. Bassini, de M. P. Berger, de
M. A. Broca, ont une efficacité indiscutable, qui a été
confirmée par l'épreuve du temps, la meilleure des
garanties pour toute méthode thérapeutique. Je répon-
drai que, si certaines de ces opérations sont excellentes,
elles ne se rapprochent pas assez de la perfection pour
qu'on puisse considérer l'étude du traitement de la
hernie inguinale comme complètement achevée. Je
reconnais, du reste, qu'il ne m'est pas permis, actuellement, d'avoir la prétention de faire mieux que mes
devanciers : j'ai fait autrement. Je conviens que le procédé que je vous propose, basé sur un nombre restreint
de cas récents, est déjà, abstraction faite de sa valeur
propre, inférieur aux autres par sa nouveauté même.
Assurément, je ne vous demande pas d'abandonner les
procédés qui ont fait depuis longtemps leurs preuves,
pour adopter celui que je viens de vous exposer. Etu-
diez-le avec attention, et, plus tard, j'espère que vous
l'emploierez au moins dans le cas de récidive, alors
qu'une autre technique aura déjà échoué. »

Nous pensons que les observations qui sont depuis
plus de trois ans venues, pour ainsi dire, juger le procédé de M. Estor, et que nous avons présentées dans ce
travail, donnent à ce procédé une plus grande autorité

que lorsque ces paroles ont été prononcées : on peut
prétendre, dès maintenant, qu'il a subi, lui aussi, avec
un succès évident, l'épreuve du temps, la meilleure des
garanties.

CONCLUSIONS

I. Dans la cure radicale de la hernie inguinale, l'incision de l'aponévrose du grand oblique est inutile ; or, sans l'effectuer, il est possible de disséquer très haut le sac et d'en faire l'incision sans laisser persister d'infundibulum péritonéal.

II. Le procédé que nous étudions consiste à combler le trajet inguinal par une véritable trappe musculo-aponévrotique, résultant de l'abaissement, par des fils d'argent laissés à demeure, de tous les plans de la paroi, sauf le péritoine, en ménageant seulement la place nécessaire au cordon spermatique. Cette prise dans l'anse des fils d'argent de tous les plans de la paroi, et non de l'aponévrose du grand oblique seulement, ne laisse persister aucun infundibulum musculaire pouvant servir d'amorce à une nouvelle hernie. La technique de ce procédé ne fait courir aucun danger au malade, ce que ne fait pas le procédé de Bassini en particulier.

III. L'usage de fils d'argent, flambés immédiate-

ment avant leur emploi, est un gage d'asepsie, et par
leur non-résorption, ils assurent la coalescence
parfaite des tissus. Par eux, l'infection est réduite au
minimum, et par cela même la récidive. On n'a pas à
enregistrer de gêne sérieuse et de douleurs aux cours
d'exercices violents, dues à leur présence dans la
paroi. Leur tolérance est parfaite.

IV. Le procédé peut donc être rangé parmi les procédés rationnels; il donne une paroi extrêmement
résistante, et est particulièrement indiqué dans les cas
de récidive par un autre procédé ou chez les sujets
dotés d'une mauvaise paroi abdominale.

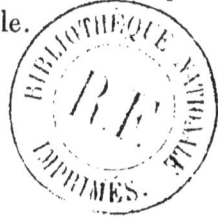

BIBLIOGRAPHIE

Bégouin, Cure radicale des hernies (Congrès de chirurgie, 1902).

Broca, Congrès de pédiatrie, Bordeaux, 1895.

Bernis, th. de Toulouse, 1897.

Bull et Coley, Semaine médicale, 1903.

XI⁰ Congrés français de chirurgie (Paris, 18 au 23 octobre 1897). Discussion sur les nouveaux procédés de cure radicale des hernies inguinales.

XII⁰ Congrés des sciences médicales (Moscou, 19 au 26 août 1897). Cure radicale des hernies inguinales (In Semaine médicale, 1897).

Chalot. Traité de médecine opératoire.

Duplay et Cazin, Sur un nouveau procédé de cure radicale des hernies inguinales (In Semaine médicale, 1896).

Duplay et Reclus, Traité de chirurgie.

Ellenberger et Baum, Anatomie du chien.

Félizet, Cure radicale des hernies, particulièrement chez les enfants, Paris, 1891.

Forgue, Précis de pathologie externe.

Guillemin, La pratique des opérations nouvelles en chirurgie.

Kocher, Manuel de chirurgie générale (traduction Stas, Paris, 1904).

Lafourcade, De la cure radicale des hernies, Paris, 1894.

Le Dentu et Delbet, Traité de chirurgie.

P. Laffitte, Sur un temps spécial de la cure radicale de la hernie inguinale par le procédé de Bassin. Thèse de Paris, 1901.

Monod et Vanverts, Traité de technique opératoire, Paris, 1902.

Phelps, XIII⁰ Congrès international de médecine, Paris, 1900.

Poullet, Cure radicale des hernies (Lyon médical, 24 novembre et 22 décembre 1901).

Phocers, Congrès français de chirurgie, 1895.

Peyrot, Manuel de pathologie externe (Reclus, Kirmisson, Peyrot, Bouilly).

Princeteau, De l'emploi du fil d'argent dans la cure radicale des hernies (In Gazette hebdomadaire des sciences médicales, novembre 1901).

Pousson, Cure radicale des hernies (In Journal de médecine de Bordeaux, décembre 1901).

Rochard, Les hernies, 1904.

Richet, Anatomie chirurgicale.

Segond, th. d'Agrégation, Paris, 1883.

Stanislas, th. de Bordeaux, 1903.

Testut, Anatomie descriptive.

Tillaux, Traité d'anatomie topographique.

Vallas, Cure radicale des hernies (In Lyoh médical, 8 décembre 1901).

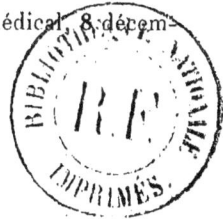

TABLE DES MATIÈRES

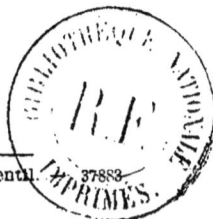

Lyon. — Imp. A. REY, 4, rue Gentil. 37883

www.ingramcontent.com/pod-product-compliance
Lightning Source LLC
Chambersburg PA
CBHW070841210326
41520CB00011B/2309